MALADIES

DE

POITRINE

GUÉRIES PAR

UN TRAITEMENT NOUVEAU,

Par Adolphe CHOUIPPE,

Docteur en Médecine de la Faculté de Paris.

« Si jamais on découvre un remède efficace
» contre les maladies de poitrine, ce sera un
» de ceux qu'on peut appliquer aux poumons
» à l'aide de l'inspiration. »

MASCAGNI.

OUVRAGE DISTRIBUÉ *GRATIS*.

1e ÉDITION.

PARIS,

CHEZ L'AUTEUR, RUE SAINTE-APOLLINE, 20,
de midi à quatre heures.

1840.

MALADIES

DE

POITRINE

GUÉRIES PAR

UN TRAITEMENT NOUVEAU,

Par Adolphe CHOUIPPE,

Docteur en Médecine de la Faculté de Paris.

« Si jamais on découvre un remède efficace
» contre les maladies de poitrine, ce sera un
» de ceux qu'on peut appliquer aux poumons
» à l'aide de l'inspiration. »

MASCAGNI.

OUVRAGE DISTRIBUÉ *GRATIS*.

PARIS,

CHEZ L'AUTEUR, RUE SAINTE-APPOLLINE, 20,
de midi à quatre heures.

—

1840.

Imprimerie de Worms, Boulevard Pigale, 20 (*Extra muros*).

PRÉFACE.

Parmi les maladies qui affligent si souvent l'espèce humaine, il n'en est point qui soient plus dignes de fixer l'attention que celles de *la poitrine*. Elles sont fréquentes; elles sont graves; elles sont longues.

Elles sont fréquentes, parce que les organes renfermés dans cette cavité, doués d'une texture délicate et de sympathies nombreuses, sont constamment en rapport avec les agens extérieurs et notamment avec l'air atmosphérique dont les vicissitudes journalières exercent sur eux des impressions fort vives.

Elles sont graves, parce qu'elles ont leur siége sur des organes chargés d'accomplir des fonctions où le moindre désordre compromet l'existence.

Enfin, elles sont longues, parce que les organes affectés n'ayant pas le privilège de suspendre impunément leur action, il faut qu'ils travaillent à l'entretien de la vie en même temps qu'au rétablissement de la santé : ce qu'ils ne peuvent faire avec la même promptitude que s'ils s'occupaient uniquement de leur guérison.

Parce qu'elles sont fréquentes, on s'habitue à les voir; parce qu'on s'y habitue, on les néglige, et parce qu'on les néglige, elles deviennent encore plus graves et plus longues.

Mais, si quelque chose tend à augmenter leur durée, c'est leur durée elle-même. Parce que les changemens s'opèrent avec lenteur, le malade s'impatiente et s'effraie; parce que le malade s'impatiente, le médecin s'ennuie, et la maladie devenant *chronique*, son attention semble le devenir aussi. Le malade et le médecin n'étant plus liés par cette étroite sympathie qui résulte d'une tendance soutenue vers le même but, ils deviennent fastidieux l'un pour l'autre et leur éloignement s'effectue, avec espoir pour le premier, sans regret pour le second. Pendant ce temps, le mal, toujours d'accord avec lui-même, jette de profondes racines, et prépare en silence les mêmes événemens pour un médecin nouveau.

Aussi, dans le traitement des maladies chroniques, et surtout dans le traitement de celles qui ont leur siége sur l'appareil respiratoire, l'un des plus grands écueils, c'est l'ennui. Le malade et le médecin qui s'ennuient ensemble désespèrent l'un de l'autre et se comprennent bientôt; dès lors tout traitement devient tronqué, incohérent, inefficace; la maladie marche ou persévère.

Les élémens indispensables du succès sont ici dans un intérêt soutenu et une patience à toute épreuve, mais ces vertus sont rares et d'une pratique où les obstacles se fortifient les uns par les autres: Lorsque l'expérience de tous les jours vient démontrer la gravité d'un mal, comment se défendre d'un désespoir qui a pour lui tant de sujets de fondement? et comment s'empêcher de le traduire d'une manière quelconque dans le cours d'un traitement qui se compte par mois et quelquefois par années?

Si nous considérons maintenant les moyens que

possède aujourd'hui la thérapeutique pour combattre ces maladies, nous reconnaîtrons qu'ils se réduisent à ceux qui agissent sur l'économie humaine d'une manière *générale* et jamais sur l'organe pulmonaire en *particulier*. Ce sont tantôt des *émolliens*, des *antiphlogistiques*, tantôt des *excitans* ou des *antispasmodiques*, etc. Ces médicamens, en partageant leur action à tout le corps, n'en peuvent évidemment apporter qu'une bien faible partie aux organes affectés. Faut-il donc s'étonner de leur insuffisance qui vient accroître encore des difficultés déjà si grandes?

Le concours de circonstances aussi défavorables a toujours été l'objet de mes méditations. Je me suis demandé si les organes respiratoires étaient marqués par la nature du sceau de la réprobation, et, si, plus malheureux que les autres, ils étaient éternellement condamnés à ne recevoir de l'art que des secours impuissans. Jamais je n'ai pu le croire; jamais je n'ai pu penser que la nature, en tout si prévoyante et si bonne, eût laissé sans défense contre les causes de destruction, précisément ceux de nos organes qui s'y trouvent le plus souvent exposés, et dont le travail est le plus nécessaire.

Fort de cette conviction, je me suis appliqué sans relâche à étudier l'action des agens thérapeutiques sur le système pulmonaire. Après bien des travaux sans résultat; je suis enfin parvenu à découvrir dans *quelques substances* des **PROPRIÉTÉS SPÉCIALES ET DIRECTES** sur les voies de la respiration, et l'application que j'en ai faite depuis plusieurs années a surpassé par ses effets toutes mes espérances.

Parmi ces propriétés, la plus remarquable, et celle qui a d'abord fixé mon attention, est la **PROPRIÉTÉ EXPECTORANTE** qui n'a été observée jusqu'ici qu'à un *degré infiniment petit* dans des médicamens dont l'action est *générale* et l'effet *indirect*. Cette propriété, que j'avais vue si incertaine et si restreinte dans les moyens ordinaires, m'est apparue dans mes observations tellement *directe* et tellement *puissante*, que je l'accueillis d'abord avec quelque incrédulité; mais confirmée enfin par des expériences multipliées, il a bien fallu me rendre à l'évidence, et j'ai compris dès ce moment qu'une ère nouvelle allait s'ouvrir pour le traitement des maladies qui affectent si souvent les voies respiratoires.

Et en effet, dès qu'il est constant que les sécrétions de la muqueuse bronchique sont accessibles à l'action **D'UN AGENT SPÉCIAL**, il faut bien admettre que c'est par l'influence préalable de ce dernier sur le tissu même des organes chargés d'élaborer la matière de ces sécrétions; et pour celui qui sait que les bronches, en se ramifiant à l'infini, se confondent avec le tissu pulmonaire, il demeure évident que le poumon lui-même reçoit la majeure partie de cette influence. Dès lors, les maladies des organes respiratoires ne sont plus en dehors des puissances médicatrices, et le *nouvel* **AGENT MODIFICATEUR** promet des résultats incalculables.

Ces heureuses conséquences, annoncées d'abord par le raisonnement, ont été bientôt ratifiées par l'expérience: des rhumes anciens, des catarrhes chroniques jusqu'ici rebelles à l'emploi des moyens ordinaires, sont arrivés promptement à une terminaison favorable sous l'empire du traitement nouveau ; et des prédispositions manifestes à la phthisie pulmonaire ont été tellement modifiées, qu'aujourd'hui elles ont fait place à tous les caractères d'une santé florissante.

Outre le médicament lui-même, j'ai trouvé pour l'administrer en fumigation uniforme et continue, un **PROCÉDÉ NOUVEAU**, simple, commode et merveilleusement précis, cemme on le verra dans la partie de cet ouvrage qui concerne le traitement.

C'est sur de tels résultats que j'ai cru devoir appeler l'attention en publiant ce traité. Les considérations auxquelles je me suis livré, étant particulièrement destinées aux gens du monde, je me suis appliqué surtout à être compris. J'ai donc dû m'abstenir, ici, des développemens scientifiques qui ne m'ont pas paru rigoureusement nécessaire à l'intelligence de mon sujet. Je me propose de compléter ce travail par la publication prochaine d'un ouvrage beaucoup plus étendu et déjà presque terminé.

DE LA POITRINE EN GÉNÉRAL.

La poitrine est cette partie du tronc située entre le ventre et le cou. Considérée avec les parties molles dont elle est revêtue, elle représente assez bien la figure d'un cylindre ; mais lorsqu'elle est dépouillée de cette enveloppe extérieure, elle n'offre plus que la forme d'un cône tronqué dont le sommet, situé en haut, se renverse en arrière, et dont la base, située en bas, proémine légèrement en avant.

Par suite de cette disposition, l'axe de la poitrine, c'est-à-dire la ligne idéale qui s'élèverait perpendiculairement sur le milieu de sa base, est oblique de haut en bas et d'arrière en avant par rapport à l'axe du corps. Cette direction semble nécessitée par la résistance de l'épine dorsale qui forme obstacle en arrière, tandis qu'en avant, la poitrine libre ne rencontre rien qui s'oppose à son développement.

L'utilité pratique de cette observation se présente aisément à l'esprit : en voyant la poitrine contrainte d'exécuter en avant ses principaux mouvemens, on conçoit de suite combien ils ont besoin de n'être point entravés par des liens qui les restreignent et qui compromettent tôt ou tard l'exercice des fonctions respiratoires.

Ce que je dis acquiert une nouvelle importance si l'on considère l'état de la poitrine aux différentes époques de la vie : elle est petite dans l'enfant ; à mesure que celui-ci se développe, elle prend un accroissement remarquable et s'aggrandit jusqu'à l'âge adulte pour s'affaisser ensuite, et décroître en raison des approches de la vieillesse. Combien n'est-il donc pas dangereux de s'opposer dans la jeunesse à l'extension de cet organe qui n'a que ce temps pour croître, et tout le reste de la vie pour diminuer ?

La poitrine est bornée, en avant, par le *sternum*, os allongé et applati ; en arrière par l'épine dorsale ; sur les côtés par les côtes ; en haut par le cou, et en bas par le *diaphragme*, muscle transversal établissant une cloison mobile entre le ventre et la poitrine.

Les côtes, en s'unissant en arrière aux vertèbres, et au sternum en avant, constituent ainsi une charpente osseuse qui n'a pas partout une épaisseur égale. La colonne vertébrale en forme la partie la plus matérielle, mais partout les parois de la poitrine sont fortifiées par des muscles puissans et nombreux qui sont abrités à leur tour sous un tissu cellulaire abondant. Il n'y a que le diaphragme qui soit isolé, mais caché à de grandes profondeurs, et partant, moins exposé à l'action des causes vulnérantes ; il n'avait pas autant besoin que le reste d'une protection immédiate.

La poitrine, circonscrite comme je viens de le dire, détermine une cavité dans laquelle sont situés les principaux organes, de la respiration et de la circulation. Ces organes dont l'action incessante et régulière est essentiellement nécessaire à l'entretien de la vie, avaient besoin d'occuper une position telle qu'ils fussent suffisamment protégés, et qu'ils pussent néanmoins jouir d'une liberté assez grande pour exécuter sans gêne les mouvemens nécessités par leurs fonctions. En construisant la cavité qui devait les contenir, la nature avait donc à résoudre un problême difficile par la réunion de deux conditions qui semblent incompatibles : *la solidité* et *la mobilité*. Cependant sa main habile et prévoyante a surmonté les obstacles en éloignant les dangers : en même temps qu'elle donnait à la partie de la poitrine la plus exposée aux injures des corps extérieurs, une solidité suffisante et qui l'emportait évidemment sur la mobilité, elle accordait à une autre partie, le diaphragme, une mobilité bien supérieure à la solidité dont il pouvait se passer en raison de sa situation profonde.

Ainsi se sont réalisées ensemble des conditions qu'il paraissait impossible d'associer; ainsi les organes de la respiration et de la circulation protégées par des remparts d'une solidité suffisante, peuvent facilement remplir leurs fonctions à l'exécution desquelles, par un mécanisme admirable, vient concourir l'action elle-même des parois qui les protègent.

Si la nature a mis tant de soin à disposer ainsi les parois de la poitrine, n'a-t-elle pas voulu, par là, nous commander un respect religieux pour le but qu'elle s'est proposé? Pense-t-on que nous puissions impunément porter atteinte à ses projets en changeant, suivant nos caprices, les mesures qu'elle a prises avec tant de prévoyance? non sans doute. Si par des coutumes dont l'abus est à côté de l'usage, nous déformons la poitrine, si nous comprimons ses mouvemens, en nuisant à sa solidité, nous réduisons sa mobilité au strict nécessaire pour l'instant où nous sommes, et nous préparons pour l'avenir des résultats déplorables.

La médecine, aidée de la philosophie, a déjà fait beaucoup pour l'espèce humaine en frappant d'une proscription sévère l'antique *maillot* dans lequel, il n'y a pas long-temps encore, nos petits enfans étaient cruellement emprisonnés. Mais ce n'est pas assez que les enfans respirent à leur aise, il nous reste à conquérir encore le même privilége pour les adultes et particulièrement pour les femmes; aimons-les assez pour ne pas craindre de leur déplaire en déroulant à leurs yeux l'effrayant tableau de toutes les maladies qui peuvent être la suite d'une constriction démesurée à l'aide de laquelle elles ne sont certainement ni plus belles ni plus gracieuses.

Les médecins, en général, sont trop tolérans quand il s'agit de réformer des usages outrés. Pour se concilier les bonnes grâces de ceux dont ils gouvernent la santé, ils composent imprudemment avec *la mode*. Mais le médecin qui comprend dignement sa mission ne doit jamais s'associer à ces sortes de transactions qui tournent au détriment inévitable de l'espèce humaine; il doit être inflexible et ne jamais désespérer: aujourd'hui la mode a raison, demain elle aura tort, et le moindre succès est une conquête importante. Pour mon compte, je n'eus pas toujours le bonheur d'être victorieux dans ce périlleux combat, mais j'ai souvent triomphé par une longue persistance, tantôt en m'adressant directement aux intérêts personnels, tantôt en éveillant la sollicitude, et même, au besoin, l'autorité de trop faibles parens.

De toutes les maladies qui affectent les organes renfermés dans la poitrine, il n'en est pas une seule peut-être qui ne puisse résulter d'une constriction habituelle, et l'on peut dire, sans crainte d'être démenti par l'expérience, qu'aucune d'elles ne peut guérir tant que persiste une cause aussi funeste. Par une foule d'expérimentations sur les animaux vivans, je me suis assuré que l'on peut produire *à volonté*, par le moyen d'une forte compression exercée sur la poitrine, 1° la toux, 2° le crachement de sang, 3° la fièvre, 4° la douleur de côté, en un mot tout ce qui caractérise une fluxion de poitrine. Par des compressions convenablement variées, j'ai produit avec la même facilité le catarrhe, la pleurésie, l'asthme, le dépérissement et même la phthisie pulmonaire. Il m'a souvent suffi, lorsqu'il en était temps encore, de soustraire ces malheureux animaux à la cause malfaisante pour les ramener à la santé.

J'ai même obtenu quelquefois beaucoup plus que je ne voulais produire : un chien soumis depuis dix jours à mes expériences de compression poitrinaire succomba tout à coup à une rupture du cœur ; un autre présenta un cas de jaunisse qui disparut rapidement après avoir enlevé l'appareil constricteur, enfin M. Lautour, vétérinaire distingué, sachant que je me livrais à ce genre de recherches, m'a communiqué un résultat pareil, observé sur un cheval toutes les fois qu'il était trop, et trop long-temps *sanglé*.

Il ne faut donc pas s'étonner que les femmes aient une constitution si fragile dans les cités où la mode exerce son empire; il ne faut pas se demander pourquoi les maladies de poitrine y sont plus fréquentes que partout ailleurs. Lorsque des animaux robustes ne tardent pas à ressentir les désastreux effets de la compression thoracique, comment la femme, naturellement si délicate, pourrait-elle s'y soustraire? Chez elle, la poitrine est proportionnellement moins grande que chez l'homme, et l'habitude de la comprimer par des vêtemens excessivement étroits, la rétrécit encore tous les jours. Il faut écouter les mouvemens du cœur dans une poitrine trop serrée, pour se faire une idée de la gêne qu'il éprouve à lancer le sang dans toutes les directions ; ce liquide parti du cœur avec peine, y revient avec une égale difficulté, aussi séjourne-t-il souvent dans les systèmes veineux soit du crâne, soit du tronc, soit des extrémités inférieures; de là, les migraines fréquentes, les hémorrhoïdes, les pertes, les varices, etc... Il faut examiner avec quels efforts s'exécutent les mouvemens respiratoires, avec quelle difficulté l'air pénètre dans les poumons, pour apprécier les désordres qui doivent résulter tôt ou tard d'une vivification imparfaite. Et la nutrition, comment se fait-elle? Un estomac qui, par défaut d'espace, ne peut recevoir les alimens en quantité suffisante sans refouler la poitrine qui le refoule à son tour, est-il donc dans des conditions heureuses pour le travail de la digestion? ne doit-il pas s'accoutumer insensiblement à des privations qui portent préjudice au développement complet de la machine humaine, première garantie d'une saine et longue existence? Il ne faut plus être surpris si la vitalité vient à manquer dans quelques organes, si les couleurs sont pâles et si les suppressions arrivent avec tout le cortège des réactions utérines sur l'économie de la femme.

Au contraire, lorsque la poitrine conserve dans ses mouvemens une liberté suffisante, elle prend bientôt tout le développement dont elle est susceptible. Les poumons et le cœur accomplissent librement leurs fonctions dans une cavité vaste et régulière; le sang bien élaboré est envoyé sans regret à tous les organes qui en demandent; il en est reçu sans difficulté à mesure qu'ils le renvoient. Le diaphragme n'étant pas obligé, pour se mouvoir, de peser sur l'estomac, permet à celui-ci de se distendre pour recueillir des alimens dont la digestion apprête les sucs destinés à réparer les déperditions journalières. Tout marche vers le but avec une délicieuse harmonie, et chaque organe heureux traduit en son langage les signes d'une santé florissante.

VICES DE CONFORMATION.

En général, nous apportons en naissant des organes régulièrement conformés; mais il est des exceptions malheureuses, et la poitrine en offre de trop fréquens exemples. C'est principalement sur le système osseux de cette région que portent les altérations dont je veux parler.

Il faut placer en première ligne les déviations de la colonne vertébrale quelle que soit du reste leur cause. Il n'entre point dans mon sujet de traiter cette matière, mais je dirai que, dans leurs rapports avec la cavité de la poitrine, les déviations de l'épine dorsale apportent toujours de grandes difficultés dans les fonctions de respiration et de circulation. Les accidens qu'elles produisent sont d'autant plus funestes qu'ils apparaissent d'ordinaire avant la puberté, époque à laquellel es poumons et le cœur doivent prendre un nouvel accroissement, et, comme il en résulte pour ces organes une véritable compression interne, leurs effets sont toujours de nature à compromettre l'existence. En général, les bossus parviennent rarement à un âge avancé ; chez eux, les forces vitales manquent de l'énergie nécessaire, et leurs maladies offrent toujours les plus grands dangers.

Ce qui vient compliquer encore ces graves circonstances, c'est que la déviation de l'épine dorsale n'est jamais isolée ; une torsion de la colonne vertébrale dans un sens, en nécessite une autre dans un sens opposé afin de replacer la colonne sur la base de sustentation déterminée par la disposition perpendiculaire du corps. L'épine dorsale éprouve ainsi un raccourcissement qui entraîne le rapprochement souvent irrégulier des côtes, ce qui contribue à déformer la poitrine de plus en plus, et à rendre la gêne des poumons et du cœur tellement considérable que l'on croirait presque à une maladie organique du cœur, alors même qu'elle n'existe pas réellement.

Le sternum peut présenter aussi des vices de conformation. Il varie beaucoup dans sa longueur, ce qui influe sur l'écartement des côtes et par suite sur l'étendue de la poitrine ; il offre souvent une convexité remarquable, ou bien une concavité prononcée ; parfois il est contourné latéralement. Dans tous ces cas, les côtes participent plus ou moins aux directions vicieuses du sternum auquel elles sont attachées, et tendent à éloigner la poitrine de sa conformation normale.

Pour les côtes, elles ne varient guère que dans leur courbure plus ou moins grande, et dans leur longueur ; mais c'en est assez pour faire éprouver au diamètre transversal de la poitrine des modifications d'où résultent pour cette cavité une ampleur favorable ou bien un rétrécissement fâcheux. Du reste, étant fixées en arrière aux vertèbres, au sternum en avant, elles suivent dans leurs déformations celles des points où elles sont attachées. Leurs vices de conformation première sont extrêmement rares.

Ces dispositions primitives ont une valeur immense dans les affections de poitrine. Aussi est-il d'une importance extrême d'observer avant tout la conformation de cette région. C'est pour avoir négligé de se livrer scrupuleusement à cet examen que des médecins en renom se sont étrangement mépris sur le caractère de ces maladies en considérant comme légères celles qui étaient graves et comme graves celles qui ne l'étaient pas.

LÉSIONS ACCIDENTELLES.

Par suite de coups ou de blessures, l'épine dorsale peut éprouver des altérations analogues à celles dont nous parlions tout-à-l'heure. Les vertèbres peuvent être luxées, leurs apophyses épineuses fracturées, et de ces accidens résultent comme possibles, *la carie*, *l'exostose*, *l'ostéo-sarcôme*, de ces parties osseuses ; de là de nouvelles déviations dans la colonne vertébrale.

Les côtes ne sont pas entièrement osseuses, leur partie antérieure se termine par une pointe cartilagineuse dont l'ossification est un état morbide qui entrave les mouvemens de la respiration.

Elles sont unies aux vertèbres au moyen de deux petites facettes articulaires, et lorsque ce mode d'articulation vient à perdre sa mobilité par une soudûre plus ou moins solide (*ankylose*), les côtes perdent, à un degré plus ou moins grand, la faculté qu'elles ont de s'élever et de s'abaisser, suivant les besoins de l'inspiration et de l'expiration.

Les parois de la poitrine peuvent être le siége de tumeurs diverses telles que *lipômes*, *melliceris*, *stéatômes*, *squirrhes*, *abcès*, etc. Les anévrysmes s'y développent quelquefois soit qu'ils aient leur origine dans l'aorte, soit dans les vaisseaux qui en naissent immédiatement. Enfin, la poitrine est une des parties du corps le plus exposées à l'action des causes vulnérantes, et une de celles dont les plaies exigent le plus d'attention.

Les coups appliqués sur la poitrine sont presque toujours accompagnés d'une commotion qui se transmet aux organes intérieurs ; ce qui détermine quelquefois des mouvemens convulsifs, le crachement de sang, et des douleurs souvent persistantes.

Quand aux plaies, elles sont de deux espèces : ou elles intéressent seulement les parois de la poitrine, ou bien elles pénètrent dans sa cavité. Les premières n'ont rien de bien alarmant ; il n'en est pas de même des autres.

Les plaies pénétrantes sont simples ou compliquées ; elles sont simples, lorsqu'elles ne sont accompagnées d'aucun accident notable ; elles sont compliquées par la présence de quelque corps étranger, par la division d'une artère, par l'issue d'une [illegible]e portion de poumon, par l'introduction de l'air, par un épanchement de sang dans la poitrine, ou enfin par l'inflammation de la plèvre.

Presque toutes ces circonstances rentrent dans le domaine de la chirurgie, et je n'ai point à m'en occuper ici. Je me bornerai seulement à dire que, dans l'appréciation des maladies de poitrine, il est convenable de tenir compte de leur existence passée,

Je n'ajouterais rien à ce sujet si je n'éprouvais le besoin de m'élever contre une pratique chirurgicale aujourd'hui surannée, et que pourtant beaucoup de chirurgiens conservent imprudemment. Quelques-uns, pour s'assurer seulement que les plaies de poitrine sont pénétrantes, ont encore la manie de faire des injections et surtout de sonder à de grandes profondeurs. On ne saurait trop répandre de blâme sur ces tentatives dangereuses exécutées dans le but de satisfaire une vaine curiosité; que la plaie soit pénétrante, ou qu'elle ne le soit pas, le repos, la situation et les antiphlogistiques n'en sont pas moins les seuls moyens avoués par la raison et l'expérience. Lorsque la plaie pénétrante est dans toute sa simplicité, la chose la plus urgente à faire n'est pas de sonder, elle est de favoriser une prompte réunion afin de s'opposer à l'introduction de l'air dans la poitrine où sa présence ne peut qu'amener des désordres alarmans.

RHUMATHISME DES MUSCLES DE LA POITRINE.

(DOULEURS.) (FRAICHEUR.) COUP-D'AIR.) (COURBATURE.) (FOURBURE.) (FAUSSE PLEURÉSIE.)

Il est difficile de déterminer d'une manière bien précise la cause de cette maladie ; ce que l'observation apprend de plus positif à cet égard, c'est que certaines circonstances favorisent incontestablement son apparition, telles sont par exemple : L'habitation des lieux bas et humides, le passage d'un endroit très chaud dans un endroit froid, une pluie fraîche reçue sur le corps imprégné de sueur, l'impression d'un vent coulis, l'influence des vents froids, une boisson froide prise pendant le travail d'une active transpiration, une fausse position trop longtemps prolongée, le repos et le sommeil pris imprudemment sur un sol humide et dans des lieux ombragés.

Il est remarquable que tous les observateurs aient été frappés de l'influence du froid-humide dans la production de cette maladie, c'est ce qui explique et justifie les dénominations populaires de *fraîcheur*, de *coup d'air*, par lesquelles elle est quelquefois représentée en vue de sa cause la plus probable.

Le rhumatisme des muscles de la poitrine peut résulter encore d'un travail excessif ou d'efforts inconsidérés ; c'est en raison de cette cause qu'il est appelé parfois : *courbature, effort. Je me suis donné un effort, une courbature*, signifie dans le langage vulgaire : Je suis atteint de douleurs rhumatismales par suite de l'usage immodéré de ma puissance musculaire.

Indépendamment de l'action musculaire et des vicissitudes atmosphériques contraires, il est certainement un état particulier de l'air qui concourt à produire le rhumatisme. Cet état que ni les instrumens de physique ni les sens ne sauraient apprécier, dépendrait-il d'une disposition électrique encore inaperçue? Je n'ose prononcer, mais ce qu'il y a de certain c'est que les douleurs éprouvées quelque temps avant les orages, par les personnes qui portent d'anciennes cicatrices, pourraient être citées à l'appui de cette opinion. On sait encore que les rhumatisans sont très exposés aux attaques de leur maladie par les temps pluvieux, et qu'ils ressentent alors des douleurs qui les avertissent d'un changement prochain dans l'atmosphère. Ce qui les fait considérer par leurs amis et par eux-mêmes comme des baromètres vivans.

Quoi qu'il en soit, la maladie se développe pour l'ordinaire sur les points qui ont été le plus directement exposés à l'impression du froid. Je connais plusieurs commerçans atteints de rhumatisme chronique précisément du côté correspondant au mur froid et humide, dont ils sont plus ou moins rapprochés dans leur position sédentaire au comptoir. L'impression vive et soutenue du froid, même en plein air, peut produire les mêmes effets; M. Lebreton rapporte qu'en gravissant avec son bataillon une montagne très élevée pendant un vent du Nord qui soufflait une neige abondante, un grand nombre de soldats furent atteints de douleurs rhumatismales précisément du côté le plus exposé à la neige et au vent.

On croit généralement que le rhumatisme doit suivre nécessairement de près la cause qui le produit, cependant il faut bien admettre que les fatigues anciennes peuvent lui donner naissance. Combien ne voit-on pas d'anciens militaires retirés du service sans y avoir éprouvé la moindre atteinte de rhumatisme, quoique sans cesse exposés à tout ce qui peut le produire, être tourmentés de cette maladie au milieu des douceurs de la vie civile, et cela sans cause récente appréciable?

Enfin, et c'est une chose d'observation journalière, le rhumatisme des parois thoraciques, comme beaucoup d'autres maladies, survient souvent sans cause connue, et sans qu'on puisse aucunement soupçonner ce qui a pu le produire. Il est certainement des dispositions organiques qui sont ignorées. Chaque individu a son mode particulier d'existence dans l'état de santé; chacun de nous parle, marche, agit, respire et digère à sa manière, pourquoi n'en serait-il pas de même dans l'état de maladie? en un mot, si chacun a sa manière d'être bien portant, pourquoi n'aurait-il pas aussi sa manière d'être malade? Il n'est donc pas étonnant qu'il y ait chez les différens individus, certaines dispositions, certaines aptitudes particulières, inconnues dans leur nature, et dont l'existence ne nous est révélée que par les phénomènes morbifiques qui en sont le résultat. C'est à ces dispositions, à ces aptitudes insaisissables qu'il faut rapporter la cause du rhumatisme et en général de toutes les maladies lorsque nous ne pouvons la découvrir ailleurs par une observation attentive.

S'il règne une grande incertitude sur la cause du rhumatisme, nous ne sommes guère plus éclairés sur son véritable siége. Est-il dans le tissu fibreux? est-il dans le tissu musculaire? Ces deux points de doctrine sont vivement débattus dans les auteurs, mais chacune de ces opinions, appuyée suivant l'usage, sur de fort beaux raisonnemens, n'en est pas moins restée un problême qu'heureusement il importe fort peu de résoudre et dont, pour cette raison, je ne m'occuperai point.

Le rhumatisme se présente sous deux états bien différens, 1° l'état aigu, 2° l'état chronique. C'est ce dernier seul dont je veux m'occuper.

Le rhumatisme chronique survient le plus souvent sans être précédé du rhumatisme aigu dont il peut pourtant être la suite. Dans ce cas, son invasion remonte à celle du rhumatisme aigu dont il n'est qu'une transformation.

Lorsqu'il se manifeste sans être précédé du rhumatisme aigu, le rhumatisme chronique n'a pas une invasion toujours facile à saisir. Souvent ce n'est qu'une sensation incommode que l'on espère dissiper en portant presque machinalement la main sur la partie affectée; d'autres fois la douleur est plus vive; dans quelques circonstances elle est extrême. En un mot, elle peut offrir tous les degrés d'intensité depuis le simple malaise dont on s'apperçoit à peine jusqu'à ces souffrances atroces qui arrachent des cris déchirans. Cependant la douleur est généralement moins forte que dans le rhumatisme aigu. C'est parfois à l'occasion du plus simple mouvement qu'elle se présente : pendant un léger tour de bras, soit en versant à boire, soit en portant la main en arrière ou au-dessus des épaules ; tantôt elle survient en se tournant vivement, tantôt enfin elle arrive par le seul mouvement de l'inspiration, et dans le repos le plus complet du restant du corps.

Elle n'offre pas moins de variétés par sa nature, son type, et sa mobilité que par son intensité et son mode d'apparition. Le plus souvent, elle est contusive et pulsative, d'autres fois elle est gravative et sourde ; elle augmente par la pression exercée sur la partie malade, ainsi que par les mouvemens qu'elle est forcée d'exécuter dans le travail de la respiration. Il n'y a point de fièvre, du moins quand les souffrances sont modérées et passagères.

Les douleurs sont ordinairement de courte durée, mais reviennent à des époques fort irrégulières. Les changemens de température, le froid, une longue inaction, les rappellent avec une grande facilité, presque toujours à la même place qu'elles ont occupée déjà, et avec une précision d'autant plus grande qu'elles sont plus anciennes. La chaleur du lit les augmente, quand elles ne sont pas le résultat de la fatigue.

Le rhumatisme chronique n'est jamais accompagné de rougeur ; le gonflement et la chaleur y sont extrêmement rares. De tous les symptômes qu'il présente, la douleur est donc le seul qui soit constant, quoiqu'à des degrés fort variables. Aussi, n'est-ce pas sans raison qu'il est désigné par le nom de *douleur* ou *douleurs*, comme pour nous apprendre que c'est là son principal, si ce n'est pas son unique symptôme.

Fixé sur les parois de la poitrine, le rhumatisme chronique a des effets qui sont plus graves que partout ailleurs. Il rend la respiration courte, gênèe et fréquente; l'inspiration douloureuse n'est pas complète, et la poitrine plus réserrée ne permet ni aux poumons ni au cœur d'accomplir leurs fonctions avec l'aisance accoutumée. Comme cette maladie est ordinairement le partage d'un âge avancé, âge où les articulations se soudent avec une grande facilité, les côtes moins mües se trouvent dans les conditions les plus favorables pour s'unir solidement aux vertèbres, ce qui nuit pour toujours au travail de la respiration. Chez tous les vieillards sujets depuis long-temps aux douleurs rhumatismales de la poitrine, on est presque certain de trouver des côtes soudées aux vertèbres (ankylose) et je me suis assuré par de fréquentes autopsies que le côté où existait la soudure, correspondait précisément à celui des douleurs.

On sentira toute l'importance de cette remarque si l'on songe que la circulation déjà si difficile chez les vieillards, rencontre une difficulté nouvelle dans l'immobilité des côtes qui restreignent aussi l'ampliation des poumons et nuisent à la sanguification.

Quoique le rhumatisme chronique soit en général une maladie plutôt incommode que dangéreuse par elle-même, il n'est donc pas indigne de fixer l'attention de ceux qui en sont atteints sur quelque point de la poitrine. Il est une époque dans son développement, où il est facile d'y remédier avec efficacité, et c'est une négligence impardonnable d'abandonner à lui-même un mal pour la guérison duquel les forces médicatrices de la nature sont presque toujours insuffisantes, alors même qu'il est dans son plus grand état de simplicité. Que sera-ce donc si, par sa durée et son intensité, il vient à troubler les fonctions digestives, après avoir porté atteinte au travail du cœur et des poumons ? sera-t-il plus aisé de le combattre avec avantage, lorsque déjà les malades dépérissent de jour en jour; lorsque toujours dans un état de souffrance, ils sont devenus irritables, moroses ou mélancoliques; lorsque les urines troubles et nébuleues traduisent le désordre général; lorsqu'enfin les sueurs froides et visqueuses précédent la fièvre hectique suivie bientôt à son tour du marasme et de la mort ?

DU DIAPHRAGME.

Le diaphragme est un muscle impair, mince, aplati, très large, de forme circulaire, charnu dans sa circonférence et fibreux dans son centre. Il forme une sorte de voûte dont la convexité est en haut, et la concavité en bas. Il est flexible, très mobile; il sépare le ventre de la poitrine; il est attaché au pourtour de tout le bord inférieur de celle-ci, de sorte que ce muscle forme à la fois le plancher inférieur de la poitrine et le plancher supérieur du ventre.

Sa face supérieure qui correspond à la poitrine,

étant convèxe, fait saillie dans cette cavité; sa face inférieure qui correspond au ventre, étant au contraire concave, forme au-dessus des viscères abdominaux une espèce de bonnet qui les coiffe exactement.

Le diaphragme remplit d'importantes fonctions dans la mécanique humaine. D'abord, en séparant la poitrine du ventre, il sert à contenir dans la sphère nécessaire à leur action, les organes que renferment ces deux cavités, ensuite, comme organe musculaire, il exécute des mouvemens qui, faisant varier la capacité des cavités entre lesquelles il est interposé, doivent exercer la plus grande influence sur le jeu des viscères qui s'y trouvent logés.

Le diaphragme exécute deux sortes de mouvemens : il s'abaisse en se contractant; en se relâchant, il se relève. En s'abaissant il aggrandit la poitrine aux dépens du ventre; en se relevant il aggrandit le ventre aux dépens de la poitrine. Lorsqu'il aggrandit la poitrine par son abaissement, le poumon dilaté par l'air dont il est rempli suit exactement le développement des parois thoraciques, et comme l'air qu'il contient se trouve plus rarefié que celui du dehors, il n'a plus assez de ressort pour lui faire équilibre; l'air extérieur se précipite dès-lors dans la poitrine par un mécanisme analogue à celui d'un *soufflet* dont on écarte les parois. C'est à ce phénomène qu'on donne le nom *d'inspiration.*

Lorsqu'au contraire le diaphragme retrécit la poitrine par son élévation, le poumon est par conséquent comprimé, et l'air qu'il contient est expulsé par un mécanisme semblable a celui d'un soufflet dont on rapproche les parois. C'est à ce second phénomène qu'on donne le nom *d'expiration.*

L'entrée continuelle de l'air dans le poumon et sa sortie continuelle étant nécessaire à l'entretien de la vie, le diaphragme devient un des organes les plus importans et le plus constamment en jeu. Ajoutons que pour l'accomplissement de cette inspiration et de cette expiration qu'il fait varier à l'infini, il est mis dans une étroite sympathie avec la membrane muqueuse des fosses nasales, du larynx et des bronches, membrane qui par suite des impressions qu'elle reçoit, règle dans quelle alternative et dans quelle mesure le muscle doit se contracter ou se relâcher.

A ces mouvemens fondamentaux s'en rattachent beaucoup d'autres dans l'exéou ion desquels le diaphragme est encore employé comme principal agent. Tel est le *soupir*, mouvement résultant d'une large inspiratiou qui fait pénétrer beaucoup d'air dans les poumons d'une manière lente, graduelle et uniforme. Ce phénomène provoqué par toutes les causes physiques ou morales qui accumulent le sang dans le cœur et dans le poumon, a pour effet physiologique de proportionner la quantité d'air qui doit être introduite avec la quantité de sang qui doit être vivifié. Il en est de même du *bâillement* qui n'est aussi qu'une grande inspiration, mais plus brusque que la précédente et dont le but est de faire pénétrer une masse d'air plus considérable en raison d'une plus grande quantité de sang accumulé. Telle est encore *l'anhélation* ou *l'essoufflement* résultant d'un exercice vif ou pénible, comme la marche précipitée, le saut, la course, l'action de gravir une montagne, etc... Ce mouvement est distinct des premiers en ce qu'il introduit l'air d'une manière prompte et par des tentatives qui se succèdent avec rapidité, parce que la cause qui engorge le cœur et les poumons, agit elle-même avec une grande promptitude et d'une manière continue.

Dans tous ces mouvemens éclate l'étroite sympathie qui unit le diaphragme à la membrane muqueuse des voies aériennes, mais nulle part cette sympathie n'est plus évidente que dans *l'éternûment*, et surtout dans *la toux*. Le premier de ces mouvemens est un mode d'expiration brusque précédée d'une assez longue inspiration après laquelle la bouche se ferme, de manière que l'air expulsé avec force des poumons, passe par les fosses nasales et entraîne avec lui toute substance dont la présence irrite leur membrane. Quant à la toux, j'en parlerai bientôt.

Le rire, le sanglot, le hoquet sont aussi des modifications de l'inspiration et de l'expiration ordinaire et où, par conséquent, le diaphragme est encore employé comme agent principal. Enfin, comme puissance d'inspiration, il sert à l'*odorat* en aspirant les matériaux sur lesquels ce sens opère dans l'action de *flairer*; et, comme puissance d'expiration, il contribue à la production de la *voix*, de la *parole*, du *chant*, du *cri*, des *gémissemens*; en réglant la quantité d'air qui doit vibrer dans le larynx, et la vîtesse avec laquelle il doit se diriger vers cet organe. Ces mouvemens divers s'exécutent avec gêne ou facilité suivant que le jeu du diaphragme est entravé ou libre; c'est ce qui explique pourquoi la parole et le chant sont pénibles après le repas, l'abaissement du diaphragme rencontrant un obstacle dans la présence d'un estomac grossi par les alimens.

Tels sont les usages nombreux du diaphragme dans ses rapports avec l'acte important de la respiration et avec les diverses modifications que l'on y observe. Mais son action n'est pas entièrement bornée aux phénomènes de cette fonction. Le diaphragme en effet, formant le plancher supérieur du ventre, ne peut pas rester sans influence sur les organes digestifs avec lesquels il se trouve sans cesse en contact immédiat, et, n'y eût-il que le ballottement qu'il imprime à l'estomac et aux intestins placés au-dessous lui, ses mouvemens d'abaissement et d'élévation pourraient encore être considérés comme d'heureux auxiliaires au travail de la nutrition, puisque par eux, la masse alimentaire sans cesse remuée et presque *pétrie*, présente ainsi successivement tous ses points à l'action des organes assimilateurs. Mais ici le sujet est encore loin d'être épuisé, et si je ne m'étais imposé l'obligation d'envisager le diaphragme seulement comme organe de la respiration, je pourrais le suivre dans une foule d'actions où il se montre pour les viscères abdominaux d'une importance presque égale à celle que nous lui avons reconnue pour ceux de la poitrine. Tels sont, le vomissement, l'accouchement, l'émission des urines la progression des matières dans le canal digestif, et enfin la défécation.

En cherchant à faire comprendre les fonctions du diaphragme dans la part qu'il prend aux actes de la respiration, je ne me suis point proposé pour but d'exposer la physiologie complète de cet organe ; je n'ai pas voulu non plus faciliter par là l'intelligence des maladies chroniques dont il peut être affecté ; celles-ci sont heureusement fort rares et presque toujours méconnues, de sorte que, dans l'état actuel de la science sur cet objet, ce que l'on pourrait dire n'aurait qu'une utilité très contestable. J'ai voulu seulement donner à ceux qui me liront, les moyens de bien apprécier ce que je me propose de dire sur *la toux*, ce phénomène en quelque sorte obligé, de toutes les maladies qui ont leur siège sur les voies respiratoires.

DE LA TOUX.

Lorsqu'un corps étranger, qu'il soit gazeux, liquide ou solide, irrite ou obstrue les voies aériennes, aussitôt le diaphragme s'élève avec force et rétrécit la poitrine; l'air que celle-ci contient en est chassé avec impétuosité, et la résistance momentanée qu'il rencontre à sa sortie, donne naissance à un bruit plus ou moins rapide, plus ou moins saccadé. C'est ce genre d'expiration qui constitue *la toux*.

La toux n'est donc qu'un mouvement expulsif dont la nature se sert pour débarrasser les voies aériennes des substances qui ne sont point avec elles dans un rapport de sensibilité voulu par leur mode d'existence. C'est un moyen évacuatif propre aux bronches, à peu près comme l'éternument l'est aux fosses nasales, la défécation aux intestins, le vomissement à l'estomac, etc.

Deux corps sont constamment en contact avec les voies aériennes, ce sont: l'air atmosphérique, et le liquide sécrété par la membrane muqueuse du larynx et des bronches; mais entre ces corps et le canal aérien, il existe un rapport de sensibilité parfaitement compatible avec le libre exercice des fonctions respiratoires. L'air atmosphérique entre dans les poumons et il en sort sans causer la moindre gêne; les mucoités squi lubréfient l'intérieur du passage ne produisent non plus aucun trouble, autant du moins qu'elles n'ont ni d'autres qualités ni d'autres proportions que celles de l'état normal.

Mais à l'exception de ces deux corps dont l'un est l'aliment du poumon, et l'autre un auxiliaire indispensable pour entretenir l'humidité et la souplesse nécessaire au jeu des organes, tous ceux qui pénètrent ou qui naissent dans les voies aériennes y causent une irritation plus ou moins vive. Cette irritation donne lieu immédiatement à des efforts expulsifs, c'est-à-dire à la toux qui ne cesse que lorsque ces corps sont rejetés. Il suffit, pour provoquer la toux, que les substances, auxquelles les voies respiratoires sont le plus accoutumées, acquièrent des propriétés insolites. Dès lors, elles se comportent comme des corps étrangers, et comme eux, elles déterminent des mouvemens qui ont pour but de les expulser des lieux avec lesquels elles avaient l'habitude d'un continuel contact.

Il n'y a donc ici qu'un phénomène physique, un acte obligé qui a pour objet d'expulser des agens nuisibles, étrangers ou devenus tels par une transformation quelconque. La toux n'est donc point une maladie, elle n'est tout au plus qu'un symptôme. Dire qu'un sujet tousse, c'est dire que ses voies respiratoires cherchent à se débarrasser de quelque chose qui les gêne, et rien de plus. La toux isolée n'indique que le phénomène d'un corps repoussé, c'est-à-dire que la toux n'indique que sa propre existence. On tousse, dans le meilleur état de santé, plusieurs fois par jour; on tousse surtout au réveil pour débarrasser les voies aériennes des mucosités qui s'y sont accumulées durant le sommeil; on tousse lorsqu'on avale de travers, ou lorsqu'on respire un gaz irritant, etc. C'est donc plutôt un acte nécessaire à la santé qu'un phénomène morbifique; c'est donc un acte essentiellement conservateur et auquel on ne voit pas comment on suppléerait, si la nature ne l'avait à sa disposition.

Je sais bien que quelques auteurs, plus disposés à consigner les écarts de leur imagination, qu'à se conformer aux règles d'une observation rigoureuse, ont admis une toux *purement nerveuse*, mais outre que l'existence de cette toux est extrêmement problématique, on ne comprend pas aisément pourquoi dans cette circonstance, le diaphragme, d'accord avec la glotte, produirait plutôt la toux que le *soupir convulsif*, ou le *sanglot* ou tout autre mouvement analogue, mais qui n'aurait pas un but expulsif. La toux alors, n'ayant plus aucune signification, s'écarterait évidemment des règles invariables que la nature suit avec une merveilleuse précision dans l'expression fonctionnelle de nos organes.

Il faut voir les choses ce qu'elles sont : la toux est un phénomène qui nous apparaît ici sous une forme spécialement appropriée à la disposition de l'appareil respiratoire ; mais en le dépouillant de cette forme particulière, le phénomène est beaucoup plus général qu'on ne pense. Sous le rapport de sa cause et de son but, il se reproduit avec une similitude frappante dans tous nos organes chaque fois qu'ils se trouvent en contact avec des excitans différens de leurs excitans naturels. Portez dans l'estomac des substances qui ne sont point appropriées à la sensibilité de cet organe, et bientôt il s'en débarrassera, soit en les chassant vivement vers les intestins, soit en les expulsant par le vomissement. Si l'on peut s'exprimer ainsi, *c'est sa manière de tousser*. Insufflez sur la membrane muqueuse de l'œil une poudre quelconque, des larmes abondantes surviennent presque au même instant et continuent de se produire jusqu'à ce qu'elles aient entraîné avec elles jusqu'aux dernières parcelles du corps étranger. Ceci constitue pour l'œil une *manière de tousser* qui lui est propre. Transposez d'un organe à l'autre tous les excitans naturels ; que la bile soit en contact avec la langue, et la salive avec la vésicule biliaire ; que l'urine coule dans les intestins et les matières fécales dans la vessie ; chacun de ces organes traduira bientôt à sa manière le désordre causé par un pareil déplacement, mais le premier acte de leur part sera *de repousser*, suivant les formes compatibles avec leur organisation respective, les substances qui leur sont individuellement étrangères. En un mot, il n'en existera pas un seul qui n'ait *sa manière de tousser*, et ce sera pour tous un moyen de défense qui serait bien à regretter, si nous avions le dangereux pouvoir de l'anéantir, mais dont il n'est guère raisonnable de supposer l'emploi quand ils ne sont pas attaqués.

Je le répète, la toux est un phénomène purement expulsif ; là où il n'y a rien à repousser, la toux n'existe pas, et là où elle existe, il y a certainement quelque chose à repousser. C'est donc une erreur bien grande d'admettre une toux nerveuse qui n'ait pas ce but.

Cette manière d'envisager les choses fait naître des réflexions d'une certaine importance. De quel œil, par exemple, faut-il voir une foule de *remèdes* préconisés chaque jour *contre la toux?* Et d'abord, n'est-ce pas agir contre le vœu de la nature de vouloir interrompre un travail dont l'utilité est mise à tout moment en évidence? Supprimer la toux, vouloir l'appaiser, c'est vouloir endormir une sentinelle active qui veille avec sollicitude au salut de la respiration, c'est permettre à l'ennemi de pénétrer et de stationner à l'aise dans une cité bientôt compromise par sa présence.

Ensuite, espère-t-on vraiment faire cesser la toux sans s'adresser à la cause qui lui donne naissance? Est-ce avec des *pâtes*, des *loochs* et des *bonbons*, médicamens uniformes, que l'on prétend modifier les causes si nombreuses et si variées de la toux? Croit-on que dans le rhume, dans le catarrhe, la pleurésie, la phtisie, la toux soit due à des causes que l'on puisse combattre par des moyens toujours identiques?. C'est un aveuglement bien grand d'attendre de ces moyens, heureusement sans vertu, d'autre résultat que de surcharger dangereusement l'estomac sans profit pour la respiration.

Je l'ai déjà dit, mais je ne saurais trop le répéter, la toux n'est point une maladie, elle n'est qu'un symptôme ; elle ne peut donc avoir de traitement qui lui soit propre, ou si l'on veut, son traitement ne peut être que celui de la maladie qui la produit. Traiter directement la toux qui accompagne toutes les maladies de poitrine, c'est traiter la fréquence du pouls qui accompagne toutes les fièvres; c'est plus que de l'ignorance, c'est de la folie.

Les corps irritans qui provoquent la toux peuvent être étrangers à l'économie; ils peuvent aussi être le fruit d'une élaboration vicieuseou disproportionnée. Parmi les premiers, ceux qui sont le plus communément observés, sont des substances gazeuses, n'entrant pas dans la composition naturelle de l'air atmosphérique; de ce nombre sont la vapeur du soufre qui brûle, l'évaporation du chlore, de l'alcali volatil, la fumée du tabac, celle des cheminées mal construites, etc. Viennent ensuite les alimens solides ou liquides qui, comme on le dit avec justesse, *passent de travers*, dans le mouvement de la déglutition; enfin dans certains jeux familiers aux enfans, il arrive quelquefois que certains corps solides se fourvoient dans le canal aérien, comme haricots, petites balles, pois ou noyaux, etc.

Parmi les produits de l'économie, ceux qui provoquent la toux appartiennent le plus souvent au conduit respiratoire lui-même où ils ont acquis des qualités nuisibles. C'est ainsi que les mucosités de ce canal, ordinairement si douces, si utiles, peuvent contracter une acrimonie tellement marquée, qu'elles deviennent irritantes et déterminent des efforts expulsifs réitérés, ainsi qu'on le voit dans certains rhumes ou catarrhes. Les matières irritantes proviennent souvent du poumon même, lorsqu'il s'y forme du pus, de la sérosité, ou que du sang s'en échappe. Quelquefois c'est moins par des qualités acquises que ces corps font tousser que par leur volume ou leur quantité trop considérable, comme cela peut avoir lieu dans l'état de santé le plus parfait, chez les individus dont le système muqueux pulmonaire étant très humide produit surabondamment le liquide qui lui est naturel.

Lorsque les mucosités agissent plutôt par leur âcreté que par leur volume, elles nécessitent des efforts expulsifs d'autant plus grands, qu'elles sont plus visqueuses, plus tenaces et moins abondantes. L'air chassé du poumon dans l'acte de la toux, n'ayant que difficilement prise sur elles, l'expectoration ne s'opère que d'une manière imparfaite et fatigante. Dans cette circonstance, les contractions pectorales n'atteignant pas leur but, se succèdent avec rapidité pour arriver à l'expulsion, ce qui occasionne les *quintes*, surtout dans les toux que l'on appelle *sèches*, parce qu'elles ne donnent lieu qu'à une expulsion insignifiante ou nulle, mais qui pourraient bien n'être autre chose que les toux nerveuses dont nous parlions tout-à-l'heure.

Le bruit qui accompagne la toux est le résultat de la résonnance de l'air dans les cavités du conduit aérien. Ce bruit est extrêmement variable suivant la nature et le degré des maladies qui occasionnent la toux, ce qui en fait un des signes les plus précieux qui puissent nous servir pour les reconnaître. Mais, en général, il est proportionné à la force de l'individu et à la capacité de la poitrine. Les sujets dont la poitrine est *carrée*, comme on le dit vulgairement, et qui sont d'une constitution robuste, donnent toujours lieu à une toux bruyante, tandis que les sujets à *petite poitrine* ne produisent qu'une toux grêle comme eux.

L'altération des parties où se passe le phénomène de la toux, contribue souvent à sa production. Non-seulement il faut que l'air et le mucus soient en rapport de sensibilité avec les voies aériennes, mais il faut encore que celles-ci le soient avec les premiers. Le manque d'harmonie peut provenir de l'une ou de l'autre cause, et il peut être aussi bien le fait des parois muqueuses que des deux agens dont nous venons de parler. Que le tube aérien s'enflamme, qu'il soit seulement irrité, le même liquide dont il supportait le contact et dont la présence lui était nécessaire, fera maintenant l'office d'un corps étranger ; il ajoutera à son irritation, et provoquera la toux. L'air même, la nourriture du poumon, lui devient importun, si les parois qui le reçoivent ne sont plus dans les conditions de la santé.

Si la toux n'est jamais une maladie, elle est toujours un

acte violent, et, comme tous les actes de cette espèce, elle peut donner naissance à divers accidens plus ou moins remarquables, et parfois plus nuisibles à la santé que la toux elle-même. Aussi la nature, en faisant de la toux un travail fatiguant et douloureux, semble-t-elle l'interdire aux malades quand ils peuvent faire autrement ?

Cependant quelque pénible qu'il soit, l'organisation humaine possède bien des ressources pour supporter les secousses qu'il imprime, et l'on est étonné qu'il ne produise pas plus d'accidens. Pendant certaines toux, en effet, on est tenté de croire, tout médecin que l'on est, que la poitrine de ceux qui les éprouvent va se déchirer ou que leur tête va se *fendre* comme ils le disent eux-mêmes.

Les mouvemens du diaphragme ne se bornent pas à chasser hors du tube aérien les matières qui l'incommodent, ils se propagent à beaucoup de fonctions qu'ils troublent : la respiration est momentanément suspendue, et si la toux se prolonge, la gène peut devenir extrême. Les quintes du catarrhe et de la coqueluche en sont des exemples. Comme le conduit aérien paraît être alors dans un état convulsif, l'air y pénètre avec difficulté, et lorsqu'il tend à s'y introduire, on entend un sifflement qui semble indiquer un rétrécissement dans quelque partie du tube respiratoire. D'autres fois, les secousses de la toux ont un retentissement si profond que des vaisseaux sanguins sont rompus ; de là des hémorrhagies plus ou moins abondantes du nez, de la gorge et même du poumon.

La circulation est notablement troublée pendant les efforts réitérés de la toux ; le pouls devient irrégulier, saccadé ; le visage se colore en rouge d'abord, puis il prend une couleur plus foncée ; le sang se porte abondamment vers la tête, ce qui donne lieu fréquemment à des céphalalgies, des congestions, des éblouissemens, des vertiges, et quelquefois même à l'apoplexie. Il y a souvent sortie involontaire des larmes, des urines et même des matières alvines ; les flux, hémorroïdal, menstruel et gonorrhéen, quand ils existent, deviennent plus abondans, et beaucoup de hernies sont apparues pendant l'acte de la toux.

Enfin, l'un des effets les plus remarquables et les plus fréquens de la toux, est celui qu'elle occasionne sur l'estomac. Le diaphragme étant l'agent principal dans l'exécution de ce phénomène, il n'est pas étonnant que, placé au-dessus de l'estomac, les secousses violentes qu'il imprime à ce viscère, le troublent dans l'exercice de ses fonctions ; il se manifeste alors des rapports acides, des nausées et même des vomissemens ; ces effets sont d'autant plus marqués que la toux est plus violente et l'estomac plus rempli ; mais dans ce cas, le vomissement n'est pas toujours nuisible, il fait quelquefois cesser comme par enchantement une gêne déterminée par une extrême distension de l'estomac qui refoulait ainsi les organes respiratoires.

Après avoir envisagé la toux comme je viens de le faire, quelques mots sur l'expectoration trouveront ici naturellement leur place.

DE L'EXPECTORATION

ET DES CRACHATS.

L'expectoration est une fonction véritable par laquelle les matières qui surabondent à la surface de la muqueuse bronchique en sont chassées et portées dans la bouche. Comme on le voit, la toux est l'acte principal de cette fonction, mais la fonction et l'acte sont bien distincts l'un de l'autre.

La toux est à l'expectoration ce que sont au crachement les mouvemens combinés des lèvres et de la langue, et d'ailleurs l'expectoration n'est qu'une manière de cracher propre au conduit aérien. Les matières expectorées, une fois sorties de la bouche, portent le nom de *crachats*.

Lorsque les mucosités bronchiques sont minces et visqueuses, la toux éprouve beaucoup de difficultés pour n'en chasser qu'une faible partie ; de même, lorsque les matières expectorées sont rares et gluantes, la langue éprouve une peine extrême à les rassembler en un globule qu'elle parvient rarement, même avec le secours des lèvres, à expulser en totalité. Au contraire, lorsque les mucosités bronchiques sont abondantes et fluides, la toux les expulse avec beaucoup d'aisance et de précision ; de même, ces matières arrivées dans la bouche en sont chassées exactement et sans effort.

Comme l'on peut faire exécuter beaucoup de mouvemens à la langue et aux lèvres, sans parvenir à bien cracher, et comme au contraire l'on peut cracher beaucoup et fort bien sans leur faire exécuter de mouvemens difficiles, de même aussi l'on peut tousser beaucoup sans expectorer, et par contre, l'on peut expectorer considérablement en toussant fort peu.

La liaison qui existe entre la toux et l'expectoration, le crachement et le crachat, fait de celui-ci un dernier résultat dont l'inspection répand quelquefois un grand jour sur sa cause productrice, c'est-à-dire sur la maladie et sur l'emploi des moyens les plus propres à la combattre.

Lorsqu'on ne crache point en toussant beaucoup et péniblement, il faut en conclure que les mucosités bronchiques sont peu abondantes, très gluantes, et que la membrane qui tapisse les voies aériennes est le siége d'une violente inflammation. C'est ce qui arrive au début des gros rhumes, catarrhes et fluxions de poitrine.

Cependant, il ne faut pas oublier que tout le monde ne possède pas au même degré la faculté de cracher, il est même des personnes qui ne la possèdent point du tout. Ce n'est pas à dire pour cela que l'expectoration n'ait pas lieu, elle s'accomplit néanmoins, mais la matière expectorée, après être sortie du tube aérien, s'engage dans l'isthme du gosier, et descend dans l'estomac ainsi converti en un véritable crachoir.

Cette disposition est toujours défavorable; d'abord elle prive le médecin des documens qu'il pouvait retirer de l'inspection des crachats; ensuite les matières expectorées encombrent l'estomac souvent obligé de s'en débarrasser par le vomissement; en troisième lieu, ce vomissement peut en imposer à des regards peu attentifs. Enfin, lorsque ces matières ne sont pas repoussées par ce moyen, elles parcourent forcément toute la longueur du canal digestif avec les propriétés plus ou moins âcres dont elles sont dépositaires, et portent quelquefois de graves atteintes aux fonctions de la nutrition.

Lorsqu'on crache considérablement en toussant fort peu, il faut en conclure que les voies aériennes sont le siége, dans une grande superficie, d'une congestion passive qui donne lieu à une sécrétion excessive de mucosités. Cet état existe à la fin des catarrhes pulmonaires et des fluxions de poitrine. Il n'est pas sans danger.

Lorsqu'on crache facilement et dans la proportion de la toux, au début d'une affection de poitrine, il faut en conclure que la maladie ne sera pas grave. C'est ce qu'on observe dans le rhume.

Lorsque les crachats sont peu abondans et l'expectoration très difficile, il faut en conclure, après la première période du catarrhe et des fluxions de poitrine, que le malade est en danger. Dans ces mêmes maladies, l'expectoration, d'abord abondante et subitement supprimée, annonce une terminaison fâcheuse.

Presque tous les phtisiques cessent de cracher quelque temps avant de mourir.

Ce que je viens de dire a pour but de bien faire sentir toute l'importance que pourraient avoir des moyens capables de modifier, suivant le besoin, les causes qui déterminent l'expectoration. Combien serait précieux, en effet, un agent dont l'énergie, variée selon les indications diverses, s'exercerait d'une manière spéciale sur le système pulmonaire?

DES EXPECTORANS.

Il est des médicamens qui passent pour avoir la vertu de provoquer l'expulsion des mucosités accumulées dans les voies aériennes. Ce sont ceux-là que l'on nomme *expectorans.*

S'il est une erreur accréditée aujourd'hui, c'est assurément celle qui attribue aux expectorans *connus jusqu'à ce jour*, le privilége d'agir d'une manière spéciale sur l'appareil respiratoire. En considérant attentivement leur mode d'action, on s'aperçoit aisément que ces médicamens étendent leur influence à toutes les fonctions, et qu'ils ne font point sur les poumons une impression plus marquée que sur les autres organes. Ce ne sont jamais que des moyens dont l'action générale produit même assez rarement les effets espérés, et dans aucun cas, ils ne possèdent cette unité d'action qui caractérise une propriété spéciale.

Pour se convaincre de cette vérité, il suffit de jeter les yeux sur des affections diverses de la poitrine et d'observer ce qui résulte de l'expérience. Si la surface bronchique est tout à coup irritée, elle devient rouge, gonflée et sèche. La sécrétion muqueuse est suspendue. Pour rétablir l'action sécrétoire interrompue, en un mot, pour favoriser l'expectoration, l'expérience nous apprend qu'il faut abattre l'irritation, et que pour atteindre ce but, les médicamens *émoliens* et *antiphlogistiques* sont aujourd'hui les plus convenables. Ce sont donc alors des *expectorans.*

D'un autre côté, si le tissu même de la membrane bronchique tombe dans le relâchement, son action devient languissante et la secrétion muqueuse s'en ressent ainsi que l'expectoration qui en est la suite. L'expérience nous apprend encore que des *excitans* légers deviennent dans ce cas *expectorans* à leur tour.

Ce n'est pas tout; il est certaines dispositions nerveuses de l'appareil respiratoire, qui interrompent la marche des sécrétions à la surface de ses membranes muqueuses. Ces dispositions disparaissent souvent sous l'empire des anti-spasmodiques qui ramènent l'expectoration suspendue. Voilà donc encore de nouveaux expectorans.

Or, je le demande, que peuvent être des médicamens qui sont puisés tour à tour dans la classe des *émolliens*, des *anti-phlogistiques*, des *excitans* et des *anti-spasmodiques?* Méritent-ils donc qu'on leur attribue une propriété particulière, lorsqu'ils sont empruntés à des agens qui ne sont doués que d'une action générale? Et cette propriété peut-elle être toujours identique lorsqu'elle résulte de substances essentiellement différentes, pour ne pas dire opposées?

Il faut bien le reconnaître : jusqu'ici la *propriété expectorante* n'a été que pressentie, elle n'a point été découverte. Quelques substances de nature diverse ont pu en donner une légère idée, mais aucune de celles qui sont employées de nos jours ne la possède réellement. De plus, leur choix n'est pas toujours clairement indiqué. Leurs effets sont parfois douteux, leur administration difficile, et plus que tout cela, souvent infructueuse.

Frappé de cette insuffisance et convaincu que chaque système d'organes a dans la nature des agens qui lui correspondent d'une manière directe, je me suis livré à la recherche de ceux qui devaient exercer une influence spéciale sur l'organe pulmonaire. Mille essais infructueux ne m'ont point découragé, et je suis enfin parvenu, après dix ans de travaux assidus, à résoudre un problème dont les conséquences ont une utilité qui n'est pas plus contestable à mes yeux que celle de la vaccine. Un jour, peut-être, sera-t-elle moins contestée.

Par les moyens que j'ai découverts, et dont je varie l'usage et l'énergie selon les circonstances, je prétends exercer une puissance directe sur l'appareil respiratoire, et agir sur la membrane muqueuse des bronches de manière à la diminuer, l'activer ou bien la modifier suivant l'exigence des cas; il en résulte que je puis en quelque sorte diriger à mon gré les phénomènes de l'expectoration, sans que les autres fonctions s'en ressentent d'une manière notable. C'est bien là, je crois, qu'est la propriété expectorante ou bien elle n'est nulle part; quant à la toux, je m'en occupe peu; elle se produit ou elle cesse quand les organes sont convenablement modifiés.

On conçoit l'immense influence de ces résultats dans le traitement des maladies chroniques des voies respiratoires, lorsque des lésions du poumon n'ont point encore amené une désorganisation profonde; aussi dois-je leur attribuer une foule de guérisons inespérées, de l'aveu même des praticiens les plus expérimentés.

Comment agissent les substances administrées dans ces circonstances? Je n'en sais rien, et je crois moins facile d'expliquer que de guérir. Tout ce que je puis dire à ce sujet, c'est qu'elles ont un mode d'action qui leur est propre, et qu'elles agissent sur l'organe pulmonaire d'une manière aussi inexplicable que le soufre sur l'organe cutané, les cantharides sur la vessie, le quinquina dans la fièvre, le mercure dans les maladies syphilitiques, etc.

Après avoir observé l'action salutaire de ces expectorans dans diverses occurrences, je ne serais pas surpris qu'ayant l'heureuse propriété de modifier le tissu même du poumon dans la phtisie pulmonaire, ils fussent de nature à devenir quelque jour un préservatif contre cette terrible maladie. J'ai bien jusqu'ici quelques raisons pour l'espérer, mais je sais en même temps que, dans un résultat de cette portée, le doute a besoin d'être éclairci par une longue expérience.

DU RHUME.

Le rhume est la plus fréquente des maladies de poitrine. Je n'exagère certainement pas en disant que dans nos climats la moitié au moins de la population en est atteinte pendant l'hiver. Aussi, cette affection est-elle connue de tout le monde, et traitée presque toujours sans l'intervention des médecins, comme une *indisposition* légère, plutôt que comme une maladie véritable.

Cependant, cette confiance du public dans ses propres lumières au sujet de la curation du rhume n'est pas sans de graves inconvéniens. Après l'usage banal des *pectoraux*, la maladie devenue peu gênante est la plupart du temps abandonnée à elle-même, et, sous l'influence des causes qui l'ont produite, il est rare qu'elle ne se prolonge pas au-delà de son terme naturel. Elle devient alors un *rhume négligé*.

Il y aurait beaucoup à dire sur le sujet qui nous occupe, mais je veux me restreindre à des observations pratiques.

Le public regarde un *rhume négligé* comme la cause fréquente de maladies beaucoup plus graves. Mais sans examiner ici s'il a tort ou s'il a raison, je dirai que si l'on peut attribuer au rhume négligé l'apparition de la phtisie pulmonaire, il importe alors d'invoquer de bonne heure tous les secours de l'art afin de reconnaître et de réprimer à sa naissance une cause qui peut avoir des résultats si funestes. C'est le moment favorable et l'on ne peut espérer plus tard avoir plus d'avantages pour en triompher.

D'un autre côté, si l'on met en question cette première influence d'un *rhume négligé*, il est du moins indubitable que cette affection prolongée, fatigue la poitrine, dilate les tuyaux bronchiques, dispose aux anévrysmes, trouble la digestion, dérange la respiration, tourmente la circulation en portant le sang abondamment vers la tête. Voilà bien des raisons pour désirer la prompte cessation des rhumes et pour démontrer que, dans toutes les suppositions possibles, les lumières de la médecine sont loin d'être inutiles quand il s'agit de traiter, même la plus simple et la plus commune de toutes les maladies.

Quoique le rhume soit, en général, une affection légère qui n'empêche pas de vaquer à ses occupations, il est cependant quelques professions où il commande une attention plus grande. Les avocats, les chanteurs, les acteurs, les prédicateurs et tous ceux qui sont obligés à un usage fréquent de la voix ou de la parole ont besoin plus que les autres de posséder ces facultés dans toute leur étendue et leur netteté, et le rhume est toujours accompagné d'un enrouement plus ou moins considérable. Il est donc urgent dans ces circonstances de remédier promptement à une maladie qui cause un vrai dommage.

Il est urgent d'y remédier, mais le traitement ordinaire exige entre autres choses de suspendre pendant assez longtemps l'exercice de la voix et de la parole, ce qui proportionne le préjudice à la durée du traitement. Comme celui-ci est long, il arrive qu'on préfère le mal au remède, et le rhume persiste avec ses conséquences.

On croit généralement que le rhume est causé par le froid : cela n'est pas rigoureusement vrai. Pour produire cette affection, le chaud est aussi nécessaire que le froid. Ce n'est pas à l'une ou à l'autre de ces températures qu'il faut attribuer le rhume, mais à la différence qui existe entre la première et la seconde. Plus cette différence est grande, plus elle fait impression sur nos organes, et plus nous sommes enrhumés.

Si cette différence était nulle, c'est-à-dire si nous vivions dans une température constamment uniforme, qu'elle soit froide ou qu'elle soit chaude, il est extrêmement probable que le rhume deviendrait pour nous une affection très rare ; elle est au contraire très commune, parce que chez nous les vicissitudes atmosphériques sont tellement fréquentes et tranchées que le passage du chaud au froid est un phénomène journalier qui influe d'une manière puissante sur la sensibilité de nos organes. Dans les contrées où les nuits sont fraîches et les journées brûlantes, le rhume est le partage de tout le monde ; les habitans des climats froids sont au contraire rarement enrhumés.

Tout ce qui peut contribuer à rendre sensibles les différences de température est très propre à produire le rhume. Les personnes qui s'enferment presque tout le jour dans des appartemens démésurément échauffés par des poëles, lorsqu'elles se présentent à l'action de l'air extérieur, en ressentent une impression dont la vivacité est proportionnée à la différence qui existe entre le milieu qu'elles quittent et celui où elles entrent; aussi s'enrhument-elles au *moindre souffle*, tandis que ceux qui savent supporter les vicissitudes de l'atmosphère sans le secours de la chaleur artificielle, bravent impunément les inclémences de l'air. Si le rhume est plus commun dans les villes que dans les campagnes, c'est que le paysan, dès sa jeunesse, travaille habituellement en plein air, et que, dès sa jeunesse, le citadin ne quitte pas le coin du feu.

Par des raisons semblables, les vêtemens jouent un grand rôle dans la production du rhume. Les étoffes de laine, celles surtout qui sont si improprement appelées *flanelles de santé*, développent à la surface du corps, une chaleur artificielle, qui préserve bien du froid les lieux où elles sont appliquées, mais qui ne peut préserver les voies aériennes de l'impression de l'air extérieur. Malheureusement le canal respiratoire ne peut être enveloppé d'un manteau, il veut être libre, et les fourrures adaptées aux autres parties, loin de lui être utiles, ne font que le rendre plus sensible à l'absence d'une protection dont il est privé. Le peuple qui est en général peu vêtu et peu chauffé est beaucoup moins sujet au rhume que l'homme aisé, qui, presque toujours auprès des tisons, se couvre de lainages et de fourrures. La chaleur des appartemens et celle des vêtemens cause journellement plus de rhumes que le vent, la gelée, la neige et la grèle ensemble.

Mais on se tromperait si l'on croyait de suite pouvoir se préserver de cette maladie en se conduisant d'après les remarques que je viens de faire, c'est graduellement qu'il faut se faire une constitution capable de résister aux intempéries des saisons; et quand une fois l'on a pris une habitude contraire, la prudence ne conseille plus que d'éviter les extrêmes.

DE L'ENROUEMENT.

Cette affection est caractérisée par une altération de la voix qui devient rauque et embarrassée. Elle peut avoir bien des causes : tantôt elle est la suite d'un rhume, d'un catarrhe, d'une fluxion de poitrine, d'une esquinancie, et tantôt elle succède à une déclamation prolongée, à des chants forcés, à une course rapide; enfin elle précède et accompagne la phtysie laryngée ainsi que la phtysie pulmonaire. Dans ces différens cas, sa terminaison doit nécessairement varier suivant la cause qui lui a donné naissance.

Quoi qu'il en soit, son siége est sur les muscles qui concourent à la formation de la voix. Ces organes sont d'une délicatesse extrême, et il ne faut pas s'étonner si les secousses de la toux, qui existe dans toutes les maladies de poitrine, sont capables d'en atténuer les mouvemens. Placés à l'extrémité supérieure du canal aérien, ces petits muscles reçoivent à chaque instant l'impulsion de l'air chassé des poumons ; bientôt fatigués par le choc répété qu'ils subissent, leurs fibres se détendent, tombent dans le relâchement, et les fonctions qu'ils remplissent ne sont plus exécutées avec la même perfection. C'est là le mécanisme le plus ordinaire de l'enrouement.

D'autres fois, ces mêmes muscles sont envahis par une irritation accompagnée d'un certain gonflement au milieu duquel ils ne peuvent fonctionner aussi librement qu'à l'ordinaire. C'est un second mécanisme de l'enrouement.

Enfin, lorsque la sécrétion muqueuse est ou diminuée ou augmentée dans la partie du canal aérien, occupée par ces muscles eux-mêmes, il en résulte qu'ils sont ou privés ou inondés de mucosités. Dans le premier cas, leur sécheresse nuit à la souplesse de leurs mouvemens; dans le second, la présence de mucosités plus ou moins gluantes nuit à leur exécution.

Lorsque ces muscles sont le siége de quelque ulcération, il ne faut pas demander si leurs mouvemens sont imparfaits.

Lorsque les muscles, dont le jeu produit la voix, sont atteints ou d'atonie ou d'irritation, ou d'ulcération, il convient de combattre ces causes d'enrouement par des moyens appropriés à chacune d'elles; ces moyens sont connus de tout le monde. Mais lorsque l'enrouement est dû à la quantité ou à la qualité des mucosités qui s'attachent à la partie supérieure du conduit aérien, les moyens qui auront le plus de succès seront évidemment ceux qui possèdent *par excellence* la propriété de modifier l'expectoration. Il en sera de même lorsque l'enrouement ne tiendra qu'à un état de sécheresse due à la suppression de la sécrétion muqueuse. La voix recouvrera bientôt sa netteté par l'usage des *expectorans* dont j'ai parlé. (Page 43.)

DU CATARRHE PULMONAIRE.

Le catarrhe pulmonaire ne diffère du rhume qu'en ce qu'il affecte la membrane muqueuse des bronches avec une énergie plus grande et sur une étendue plus considérable. Le rhume borne son siége à la partie supérieure du conduit aérien ; plus il est violent, plus il s'avance vers les bronches et vers leurs ramifications ; en un mot, plus il *descend sur la poitrine*, comme on le dit vulgairement. Mais le catarrhe envahit dès l'abord toute l'étendue des voies respiratoires, depuis le larynx et même les fosses nasales jusqu'aux ramifications par lesquelles le tissu des bronches se confond avec celui des poumons ; et c'est pour cela qu'il est fort bien nommé *catarrhe pulmonaire*, afin d'indiquer sans doute jusqu'à quelles profondeurs cette maladie étend son siége.

Du reste, le rhume et le catarrhe sont deux affections de même nature, et on ne les distingue que par leur degré différent d'intensité. Le rhume est un petit catarrhe, et le catarrhe est un rhume très-violent.

Les causes qui concourent à produire le rhume sont aussi celles qui concourent à produire le catarrhe ; cependant, il est nécessaire, pour déterminer celui-ci, qu'elles agissent plus fortement, ou sur des sujets qui y soient plus disposés, que pour déterminer un rhume. La principale cause, celle à laquelle se rattachent toutes les autres, est la différence vivement sentie d'une température chaude à une température froide. J'en ai parlé à l'occasion du rhume ; je n'y reviendrai pas.

Quoique assez semblables au point de vue de leur nature, ces deux affections diffèrent beaucoup au point de vue de leurs résultats. Nous avons vu dans le rhume le plus souvent une indisposition légère ; mais le catarrhe est une maladie plus sérieuse. Elle s'annonce par des symptômes qui en font pressentir la gravité : lassitude générale, horripilation, éternuement, agitation; à ces premiers avant-coureurs succèdent une chaleur vive accompagnée de fièvre et un sentiment d'oppression qui rend la respiration difficile. Bientôt la voix change, elle devient rauque; une toux sèche fatigue le malade qui n'a plus d'appétit, plus de sommeil, mais qui ressent une soif ardente et se plaint d'un sentiment d'anxiété rapporté à la région précordiale. Sa peau est aride, parfois brûlante, son pouls accéléré. Voilà la première période de la maladie.

La toux, d'abord sèche, ne tarde pas à expulser quelques mucosités minces, visqueuses, quelquefois sanguinolentes. La toux redouble, et si l'expectoration ne parvient pas à s'accomplir, le malade, après s'être agité en vains efforts, éprouve une suffocation continuelle; sa respiration devient sifflante et le danger est extrême.

Lorsqu'au contraire la maladie doit se terminer favorablement, les crachats arrivent en abondance; ils sont consistans, jaunâtres ou verdâtres, tantôt inodores, tantôt fétides; l'expectoration une fois en marche, on voit diminuer graduellement la violence de tous les symptômes, et la maladie se termine par des sueurs générales, des déjections alvines, des urines copieuses qui coïncident en partie avec l'évacuation des crachats.

La durée la plus ordinaire du catarrhe pulmonaire est de huit jours à trois semaines. Lorsqu'il se prolonge au-delà de ce terme, il suit une marche lente et prend le caractère chronique. C'est alors qu'il faut redoubler de vigilance, pour empêcher une dégénération à la suite de laquelle on voit apparaître tantôt un asthme humide, tantôt une phtisie véritable, ce que l'on nomme communément des *catarrhes négligés*.

S'il est une maladie dans laquelle il soit utile d'exercer quelque influence sur les phénomènes de l'expectoration, c'est assurément le catarrhe. A la seconde période de son état aigu, l'expectoration est presque une question de vie ou de mort ; mais c'est surtout lorsque la maladie est à l'état chronique que le tissu des membranes muqueuses a besoin d'être puissamment modifié par des *agens spéciaux*. Alors, en effet, ces membranes, sous l'influence d'une toux habituelle subissent une extension qui leur fait perdre leur ressort, et sous l'influence des mucosités dont elles sont constamment abreuvées, elles perdent encore leur sensibilité. Est-il étonnant qu'elles ne répondent plus à l'action des moyens ordinaires? Est-il étonnant que, sentant l'impuissance actuelle de l'art, les médecins regardent aujourd'hui certains catarrhes chroniques, comme des maladies qu'il faut presque abandonner aux chances de l'avenir ou bien aux hasards d'une heureuse organisation ?

Longtemps réduit à l'emploi des ressources ordinaires, j'ai partagé longtemps ce désespoir; mais depuis que j'ai découvert la PROPRIÉTÉ EXPECTORANTE et le PROCÉDÉ LE PLUS FAVORABLE pour l'appliquer aux organes de la respiration, l'usage que j'en fais m'apprend chaque jour à reconnaître son efficacité, et le catarrhe pulmonaire chronique n'est plus aujourd'hui pour moi qu'une de ces maladies dont le traitement, longtemps insuffisant, trouve dans un agent nouveau des ressources qui le placent désormais au premier rang parmi les bienfaits de la médecine.

DE LA PHTISIE PULMONAIRE.

(PULMONIE.) (CONSOMPTION.)

Je ne m'arrêterai pas à l'innombrable quantité d'espèces que les auteurs ont admises dans la phtisie pulmonaire, comme pour embrouiller à plaisir l'histoire de cette maladie. Je m'attacherai seulement à établir une division qui n'est ni nouvelle ni peut-être irréprochable, mais que je considère comme susceptible d'applications pratiques d'une haute importance.

Lorsque la phtisie ne s'est encore révélée que par les prédispositions qui en font soupçonner l'existence, elle peut être considérée comme cachée, mais prête à se montrer sous l'influence d'une cause occasionnelle quelconque, je l'appelle alors *phtisie occulte*.

Lorsqu'elle s'annonce par quelques-uns des symptômes qui lui sont ordinaires, je l'appelle *phtisie commençante*.

Enfin, lorsque les désordres toujours croissans de l'organisation attestent sa marche progressive, je l'appelle *phtisie confirmée*.

Cette division est simple, elle est claire; il est à peine besoin d'ajouter qu'elle est utile, puisqu'en rappelant les deux premières époques, où l'on peut combattre la maladie avec avantage, elle rappelle aussi celle où il est rarement permis d'espérer.

Ire ÉPOQUE (*phtisie occulte.*)

Les prédispositions qui font soupçonner l'existence de la phtisie occulte se remarquent chez les jeunes gens d'une haute stature, d'une taille élancée et dont le corps a pris un accroissement rapide; leurs épaules sont projetées en avant, leur cou est allongé, leur poitrine étroite, leur complexion délicate; ils ont le teint clair, la peau fine, les dents belles, l'œil brillant et velouté, les pommettes saillantes et colorées. Leur pouls est plus fréquent que fort, leur voix tantôt grêle ou glapissante, tantôt aiguë ou rauque, se voile par le moindre accident. Ils ressentent habituellement de la chaleur à la paume des mains et à la plante des pieds.

Leur caractère est inquiet, mobile, irascible; mais ils sont affectueux et malheureusement trop enclins aux plaisirs de l'amour. Leur intelligence est fort développée, et lorsqu'ils se livrent aux travaux de l'esprit, ils le font avec une aptitude remarquable. C'est chez eux que l'on rencontre les génies précoces. Exposés à périr bientôt, ils semblent se dépêcher de produire, comme pour ne pas perdre une minute du peu de temps qui leur reste.

A cette époque, l'art peut réformer la nature et l'éloigner des voies de destruction où elle paraît prête à s'engager; mais il faut y veiller, car la pente est rapide, et l'impulsion une fois donnée, on se trouve bientôt porté à des distances auxquelles l'art n'est pas certain d'atteindre.

Quoique la phtisie pulmonaire puisse indistinctement attaquer les deux sexes, les femmes cependant y sont plus disposées que les hommes, et parmi ces derniers, ceux qui, par leur constitution se rapprochent davantage du tempérament de la femme, en sont les victimes les plus ordinaires. Chez les hommes, la faiblesse générale des muscles, et en particulier celles des muscles de la poitrine, la flaccidité des parties molles, la délicatesse des ongles, la finesse des cheveux, la rareté de la barbe et le développement incomplet du *système pileux*, sont des indices peu trompeurs de la prédisposition pulmonique.

Le moment de la première apparition menstruelle est une époque mémorable dans la vie de la femme qui a quelques dispositions à la phtisie pulmonaire. Il n'en peut être autrement : entre l'uterus et les poumons il existe une connexion telle qu'il n'est point d'organes dans l'économie qui soient liés par des rapports plus intimes. Si l'organisation première du poumon porte avec elle quelque imperfection, est-il étonnant que le premier travail de l'utérus en représente en quelque sorte l'image?

Il est un point de doctrine sur lequel je me suis étendu dans un autre ouvrage (1) et qui se trouverait ici déplacé

(1) Il sera prochainement publié.

par les considérations anatomiques et physiologiques sur lesquelles je m'appuie. Il consiste à prouver contrairement à l'opinion généralement admise que ce n'est pas à l'inétablissement des menstrues qu'il faut attribuer le mauvais état du poumon, mais que c'est au mauvais état du poumon qu'il faut alors attribuer l'inétablissement des menstrues. Cette proposition une fois mise dans tout son jour par la théorie et par la pratique, j'arrive à cette conséquence : *Ne perdez pas un temps précieux à diriger sur l'utérus une médication impuissante, guérissez le poumon et l'utérus fonctionnera.*

2e ÉPOQUE (*phtisie commençante.*)

Elle s'annonce communément par une toux légère, sèche et courte. Les malades s'en aperçoivent à peine, puisqu'il m'est arrivé d'en rencontrer qui s'obstinaient à en nier l'existence. Bientôt il survient des baillemens inaccoutumés, des frissons presque inaperçus ; le malade *s'essouffle* au moindre exercice, il vomit quelquefois du sang écumeux et rose; il éprouve un sentiment de malaise dans les articulations et dans les membres, souvent il accuse une douleur soit au côté, soit entre les épaules, soit au-devant de la poitrine ; le soir, une chaleur fébrile se manifeste; la toux sèche devient plus fréquente, elle trouble le sommeil; le matin, une légère transpiration apparaît au front et à la poitrine; l'appétit reste, néanmoins le malade dépérit déjà.

Cet état peut subsister une année et même plus, sans que les malades songent à s'en plaindre. Infortunés ! ils sont au bord du précipice et semblent ne pas s'apercevoir qu'ils vont y descendre ! Cependant il est possible de les arrêter encore; les exemples de guérison ne laissent pas que d'être nombreux à cette époque et la proportion s'en augmente chaque jour sous l'influence du traitement nouveau.

3e ÉPOQUE (*phtisie confirmée.*)

A la période précédente dont la durée n'est pas fixe et pendant laquelle la toux présente bien des variétés, en succède une autre signalée par des désordres aussi rapides que profonds. La toux devient forte et fatigante, elle revient par *quintes*, graduellement rapprochées : elle est suivie d'une expectoration de plus en plus copieuse ; les crachats sont visqueux, verdâtres, purulens, fétides. L'insomnie devient habituelle ; la fièvre augmente et redouble vers le soir ; tant qu'elle dure, les joues se colorent d'un rouge éclatant ; lorsqu'elle cesse, une transpiration assez abondante couvre la poitrine et les parties supérieures ; alors vient une rémission qui se prolonge toute la matinée. L'appétit se perd et le malade présente un amaigrissement remarquable.

Dès ce moment, tous les organes portent l'empreinte d'une destruction prochaine ; les yeux deviennent caves, ils brillent d'un éclat particulier, mais les paupières sont languissantes, le nez s'amincit et s'allonge, les joues se creusent ou se bouffissent, les tempes se dépriment ; un dessèchement général s'empare de tout le corps ; la respiration est courte, précipitée, l'haleine d'une odeur insupportable ; les sueurs redoublent et les crachats abondent ; la diarrhée et le hoquet surviennent ; alors les sueurs se ralentissent, les crachats se suppriment. La respiration s'embarasse, elle s'exécute avec un bruit causé par l'air traversant les mucosités que le malade n'a plus la force d'expectorer ; c'est le *râle muqueux*, précurseur de la mort.

Cet affligeant tableau atteste des ravages auxquels l'art ne peut plus opposer que des efforts infructueux. Cependant, lorsqu'il est secondé par une nature encore puissante, et que des moyens appropriés sont mis en usage dans des circonstances favorables, la guérison n'est pas sans exemple. Qui sait toutes les ressources mystérieuses que l'organisation possède, et quel est l'homme assez présomptueux pour affirmer qu'il n'y a plus de découvertes à faire sur un sujet où la thérapeutique est en quelque sorte dans l'enfance.

TRAITEMENT.

Je rapporte à trois chefs le traitement que je mets en pratique :

1° Moyens puisés dans l'hygiène.

2° Moyens thérapeutiques *connus*.

3° Moyens thérapeutiques *nouveaux*.

Le cadre que je me suis tracé m'impose l'obligation de me restreindre, je me bornerai donc à parler ici des moyens au sujet desquels ma pratique diffère de la routine ordinaire.

MOYENS PUISÉS DANS L'HYGIÈNE.

Presque tous les praticiens conseillent aux pulmoniques le *régime lacté* sous des formes diverses. Je me suis demandé bien des fois sur quoi reposait cette coutume, et je n'ai pu résoudre cette question. Est-ce sur l'expérience ? mais elle apprend au contraire que le régime lacté débilite la constitution en fournissant peu de matières nutritives, mais elle apprend que le tempérament faible est une des conditions les plus favorables au développement de la phthisie pulmonaire. Il est presque certain qu'un individu de l'espèce humaine, qui ne se serait jamais nourri que de laitage, augmenterait tôt ou tard le nombre de ceux qui sont destinés à devenir phtisiques. Le régime lacté est donc un singulier moyen de combattre cette disposition.

Est-ce sur l'observation fournie par les animaux et leurs différentes manières de se nourrir ? mais elle apprend au contraire que ceux qui sont le plus souvent atteints de phtisie pulmonaire sont aussi ceux dont la nourriture spéciale a pour base le lait et les végétaux; le mouton, l'espèce *bovine* présentent les plus fréquens exemples de pulmonie. Elle apprend au contraire que les animaux qui paraissent à l'abri de la consomption, se rencontrent parmi les carnassiers; le chat, le chien, le loup, etc., etc., semblent jouir spécialement de cette heureuse immunité. Je m'étonne que les praticiens n'aient pas été frappés de ces rapprochemens que je n'ai vus signalés nulle part, et je ne comprends pas qu'on ait fait du régime lacté la base d'un traitement qui réclame autre chose. Cette seule observation ne prouve-t-elle pas où en est la médecine d'aujourd'hui sur les maladies de poitrine?

MOYENS THÉRAPEUTIQUES CONNUS.

On est généralement dans l'usage de saigner assez copieusement les personnes que l'on suppose atteintes de phtisie pulmonaire. C'est une habitude que je regarde comme dangereuse, excepté dans le seul cas où le malade vomit du sang. *(Hémoptysie). (Hémorrhagie du poumon).*

Lorsque le poumon devient le siége d'une congestion sanguine, et que celle-ci se manifeste par une hémorrhagie, il est sans doute urgent de désemplir les vaisseaux pulmonaires par des saignées proportionnées à l'exigence des cas. Mais alors de deux maux on choisit nécessairement le moindre; il est plus prudent de mesurer soi-même la quantité de sang qu'un malade doit perdre, que d'abandonner ce soin aux efforts de la nature qui peut dépasser les besoins et causer ainsi des accidens funestes. D'un autre côté il est sage de ne pas habituer le poumon à devenir un centre de fluxion, lorsque l'état de cet organe inspire déjà des inquiétudes sérieuses. Mais hors cette circonstance, la saignée est généralement mauvaise au début de la phtisie; elle soustrait une substance d'autant plus précieuse que l'économie est moins apte à la réparer. J'ai toujours remarqué qu'après des saignées inconsidérées les malades tombaient plus vite dans un épuisement qui ne les atteint déjà que trop tôt et que désormais leur constitution débile ne pouvait plus vaincre. C'est peut-être un bon moyen pour s'assurer de l'existence de la phtisie en précipitant sa marche, mais à coup sûr, c'est un moyen mal choisi pour amener la guérison.

A l'exception de la saignée et du régime lacté, mon traitement n'est point incompatible avec les moyens hygiéniques ou thérapeutiques généralement employés. Ceux qui sont sanctionnés par l'expérience et la raison de tous les âges sont pour moi d'heureux auxiliaires qui concourent souvent avec succès au but que je me propose, et je me garde bien de négliger des ressources aussi précieuses, mais je les modifie dans bien des circonstances, et toujours ils restent subordonnés à la partie principale du traitement qui constitue la base fondamentale de ma méthode.

MOYENS THÉRAPEUTIQUES NOUVEAUX.

Un médecin justement célèbre et un observateur bien recommandable, *Mascagni*, a dit : **SI JAMAIS ON DÉCOUVRE UN REMÈDE EFFICACE CONTRE LES MALADIES DE POITRINE, CE SERA UN DE CEUX QU'ON PEUT APPLIQUER AU POUMON A L'AIDE DE L'INSPIRATION.**

J'ai la prétention de croire que ce remède est découvert, et précisément son action principale s'exerce dans les conditions qu'avait pressenties l'immortel *Mascagni.*

Cet agent nouveau est d'abord porté sur les poumons sous forme de *fumigation*; à la première et même à la seconde époque de la phtisie, il ne tarde pas à être suivi de résultats inespérés ; à la troisième époque, il n'est pas encore sans puissance. Dans les rhumes anciens ; dans les catarrhes chroniques, dans les enrouemens secs ou muqueux, son efficacité est constante.

J'ai varié beaucoup la manière d'administrer cette fumigation. Je me servis d'abord d'un appareil à tuyaux pour la diriger sous forme gazeuse sur les organes respiratoires; mais cet instrument dispendieux était difficile à transporter; tout le monde ne pouvait pas le faire fonctionner, et surtout graduer convenablement son action. J'y ai donc renoncé.

Plus tard, je préparai le médicament de manière à lui donner la forme pulvérulente; alors je le ramenais à l'état gazeux, en le faisant évaporer sur un fer rouge, ou sur des charbons ardens. Je me sers encore quelquefois de ce dernier moyen auquel ont succédé plusieurs autres que je passe sous silence.

Aujourd'hui, j'emploie un procédé d'une simplicité extrême; d'une commodité incomparable et d'une merveilleuse précision ; voici en quoi il consiste :

J'ai imaginé d'associer à la *cire vierge* la substance active, pour en faire une BOUGIE qui contient une dose *déterminée* de l'agent thérapeutique. Cette bougie, en brûlant, réduit le médicament en une vapeur qui se mêle à l'air de l'appartement d'une manière *uniforme*, *continue* et suivant des proportions tellement saisissables, que si le phénomène se passe dans un endroit bien clos, il est possible de déterminer mathématiquement, la quantité du médicament mise à la portée des poumons dans l'espace d'une journée, d'une heure, d'une minute.

Cet appareil si simple, qu'il est d'un usage banal dans la vie domestique, soumet les malades à une action douce, salutaire et persistante la nuit comme le jour, pendant le sommeil comme pendant la veille, sans jamais les ennuyer ni les dégoûter, et sans exiger d'autre remuement que celui qui est nécessaire pour *allumer une bougie.* Que de conditions favorables dans une chose aussi simple! sans compter qu'elle tient lieu d'une lumière presque toujours indispensable dans la chambre des malades auprès desquels elle veille la nuit comme pour entretenir, par le sien, le feu sacré de la vie.

A cette action directe sur les voies de la respiration, j'en joins une seconde transmise aux poumons par l'intermédiaire des voies digestives. Cette dernière action résulte du même médicament administré sous forme de *sirop*, de sorte qu'au dehors et au dedans, directement et indirectement il concourt par une double influence au rétablissement de la santé, lorsqu'il est possible encore (1).

---

(1) J'ai désigné ces deux formes du médicament principal sous les noms de BOUGIE MÉDICINALE et de SIROP BRONCHIQUE. Deux degrés d'activité sont distingués dans la première de ces préparations par deux couleurs différentes. Chaque substsnce est accompagnée d'une notice où son mode d'emploi se trouve expli qué.

CONCLUSION.

D'après ce qui précède, deux faits principaux résument ce que mon traitement a de particulier. Le premier de ces faits est dans la DÉCOUVERTE d'un *agent spécial* sur les organes de la respiration. Le second est dans l'INVENTION d'un procédé, bien simple assurément, mais *tout nouveau*, au moyen duquel cet agent, comme tout autre, peut être porté sur ces mêmes organes par une fumigation *continue, commode, mesurée* et *directe*. C'est assez, je pense, pour en justifier l'importance, et expliquer jusqu'à un certain point ce que mes résultats pourraient avoir de surprenant.

FIN.

TABLE DES MATIÈRES.

www.ingramcontent.com/pod-product-compliance
Ingram Content Group UK Ltd.
Pitfield, Milton Keynes, MK11 3LW, UK
UKHW021911290826
14628UKWH00020B/2000

9 782019 661410